BEI GRIN MACHT SICH IHR WISSEN BEZAHLT

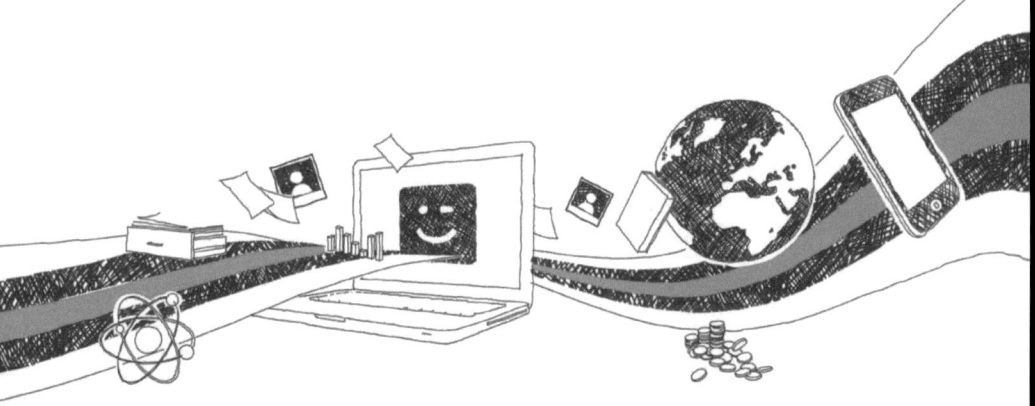

- Wir veröffentlichen Ihre Hausarbeit,
  Bachelor- und Masterarbeit

- Ihr eigenes eBook und Buch -
  weltweit in allen wichtigen Shops

- Verdienen Sie an jedem Verkauf

Jetzt bei www.GRIN.com hochladen
und kostenlos publizieren

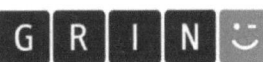

Annemarie Fajardo

Salutogenese und Führungsstile. Organisationsentwicklung durch Gesundheitsförderung

GRIN Verlag

Bibliografische Information der Deutschen Nationalbibliothek:

Die Deutsche Bibliothek verzeichnet diese Publikation in der Deutschen National-bibliografie; detaillierte bibliografische Daten sind im Internet über http://dnb.d-nb.de/ abrufbar.

Impressum:

Copyright © 2011 GRIN Verlag, Open Publishing GmbH
Druck und Bindung: Books on Demand GmbH, Norderstedt Germany
ISBN: 978-3-656-50590-7

Dieses Buch bei GRIN:

http://www.grin.com/de/e-book/233522/salutogenese-und-fuehrungsstile-organisa-tionsentwicklung-durch-gesundheitsfoerderung

Hamburger Fern-Hochschule
Studiengang Pflegemanagement
Essen

Studienfach Gesundheitswissenschaft
PM-GEW-P12

Hausarbeit zum Themenkomplex

Salutogenese und Führungsstile: Organisationsentwicklung durch Gesundheitsförderung

Herbstsemester 2010

von

Annemarie Fajardo

19.02.2011

Inhaltsverzeichnis

1 Einleitung

„Hohe Qualität der Arbeitsergebnisse und hohe Produktivität sind in jedem Wirtschaftsunternehmen erstrebenswerte Ergebnisse" (Badura et al. 2008: 40). Zu den Wirtschaftsunternehmen gehören auch Sozial- und Gesundheitseinrichtungen. In Unternehmen wie Krankenhäusern werden die meisten Produkte durch den Menschen erbracht, sogenannte Dienstleistungen. Der Mensch ist demnach ein Produktionsfaktor mit **Stärken und Schwächen**. Seine Stärken sind seine Emotionen. Im Vergleich zur Maschine verfügt der Mensch über derartige Fähigkeiten. Seine Schwächen sind seine Anfälligkeiten für Krankheiten. Dadurch entstehen in einem Unternehmen personelle Ausfälle, die mit Kosten verbunden sind (vgl. Badura et al. 2008: 40). Es gilt vor allen Dingen die Kosten zu senken.

Heutzutage sind es mehr und mehr chronisch-degenerative Erkrankungen (vgl. Kämmer 2008: 345) wie Herz-Kreislauf-Erkrankungen oder Depressionen, die nicht nur bei den Unternehmen, sondern auch bei den Sozialversicherungsträgern hohe Kosten verursachen (vgl. Badura et al. 2007: V). Aber es sind nicht nur organische Krankheiten, die zu Fehlzeiten führen. Organisationspathologien wie „Innere Kündigung" oder „Burnout"[1], die auf Führungsmangel oder Kommunikationsprobleme zurückzuführen sind, verursachen Fehlzeiten (vgl. Badura et al. 2007: VI). Insgesamt müssen sich die Unternehmen heutzutage immer mehr mit dem Aspekt der Gesundheitsförderung auseinander setzen und fragen, ob sich eine Investition in die Gesundheit der Mitarbeiter, beispielsweise durch kostenlose Impfungen usw., auszahlt oder personelle Ausfälle, die vielleicht sogar mit höheren Kosten verbunden sind, in Kauf genommen werden sollten. Deshalb werden unter Kapitel 4 die Aspekte der Gesundheitsförderung aufgegriffen und der Prävention gegenübergestellt.

An dieser Stelle soll die Abhängigkeit des Unternehmens vom Menschen verdeutlicht werden. Fehlt der Mitarbeiter aufgrund von Krankheit, kann nichts produziert werden, sofern nicht für Ersatz gesorgt wird. Umso wichtiger erscheint es, die Mitarbeiter in einem Unternehmen so zu führen, dass sie wenigstens durch adäquate Strukturen, die Organisationspathologien verhindern, nicht krank (gemacht) werden (vgl. Badura et al. 2008: 129). Welche Konsequenzen das im Einzelnen für die Führungskräfte mit sich bringt, wird unter Kapitel 6 eingehend erläutert werden. Auch der Zusammenhang zwischen Organisationsentwicklung durch Gesundheitsförderung wird in Kapitel 6 näher erläutert.

---

[1] Übersetzung: **Ausgebranntsein** - Zustand der totalen Erschöpfung", (Klassifikation nach ICD- 10- WHO Version 2006)

Um gesundheitsförderliche Führung besser darstellen zu können, muss die Gesundheit der Mitarbeiter aus Sicht der Unternehmensführung betrachtet werden. Für die Unternehmensführung sollte klar sein, dass Führung Einfluss auf die Gesundheit ihrer Mitarbeiter haben kann (vgl. Badura et al. 2008: 34). Sie spielt eine enorme Rolle, denn die Führungskraft „ist mitverantwortlich für das soziale Klima in einer Abteilung, die Arbeitsbedingungen, den Arbeitseinsatz, die faire Beurteilung der Untergebenen und die Anerkennung ihrer Leistungen" (Badura et al. 2008: 133). Die Art und Weise von Führung und die damit einhergehenden verschiedenen Führungsstile werden in Kapitel 3 näher erläutert sowie das Hilfsinstrument der Führung „Moderation".

Wachsende Komplexität der Arbeit und die dadurch entstehenden erhöhten Arbeitsanforderungen mit einhergehender Zunahme an Verantwortung kann Stress auslösen, der die Gesundheit des Mitarbeiters beeinträchtigt und bei lang anhaltender Dauer auch zu chronischen Krankheiten führt (vgl. Waller (Studenbrief 3): 12; Brieskorn-Zinke 2006: 80). Unter Kapitel 5 werden deshalb der Begriff der „Salutogenese" und die „generalisierten Widerstandsressourcen" charakterisiert. In den Abschnitten 5.1 und 5.2 wird näher auf das Kohärenzgefühl von Mitarbeitern und Teams eingegangen und inwiefern das Kohärenzgefühl durch Führungskräfte beeinflussbar ist.

Demzufolge werden Führungskräfte richtig gefordert sein, denn es hängt von ihnen ab, inwiefern Strategien zu gesundheitsförderlichen Strukturen umgesetzt werden. Des Weiteren tragen sie die Verantwortung für die Gestaltung von adäquaten Strukturen (vgl. Badura et al. 2010: 51). Ziel ist eine mitarbeiterorientierte Unternehmenspolitik, die nicht um vertrauensbildende Maßnahmen umher kommt. Pathologische Strukturen müssen jedoch zuvor von den Führungskräften erkannt werden, um so entsprechend eingreifen zu können (vgl. Badura et al. 2008: 133, 138). In dieser Arbeit wird in Kapitel 2 die Notwendigkeit modernen Führens erläutert und der Zusammenhang mit der Gesundheit der Mitarbeiter hergestellt.

2 Problemlage: Notwendigkeit modernen Führens (Badura)

Dass Führung von Menschen in Organisationen notwendig ist, leuchtet zunächst einmal jedem ein. Was aber macht denn „modernes Führen" in Organisationen notwendig?

Es versteht sich von selbst, dass technische Gerätschaften im Alltag aber auch in der Medizin und in der Pflege stets moderner, meist schneller werden und uns mit ihrer Multifunktionalität beeindrucken. Warum also nicht auch diese Modernität in der „Menschenführung"? Schließlich geht es doch heute nicht mehr darum „Anweisungen zu erteilen und deren Erfüllung zu überwachen" (Niermeyer et al. 2008: 21).

Betrachtet unter dem Aspekt des Wertewandels, lassen sich materialistische und postmaterialistische Werte differenzieren. Der Mensch ist moderner geworden (vgl. Niermeyer et al. 2008: 21). „Die wachsende Komplexität der modernen Gesellschaft erfordert zunehmend einen demokratischen, kooperativen, partizipatorischen, partnerschaftlichen und mitarbeiterorientierten Führungsstil" (Munzinger 2011). Es zählen nicht mehr die materialistischen Werte wie „ Disziplin, Gehorsam, Leistung, Ordnung, Treue, Fleiß, Selbstbeherrschung, Pünktlichkeit, Anpassungsbereitschaft", sondern die postmaterialistischen Werte wie „Emanzipation, Partizipation, Genuss, Ausleben emotionaler Bedürfnisse, Kreativität, Spontanität" (Borsi (Studienbrief 5): 14). Hinzu kommen die Suche nach Identität und nach Befriedigung von Wertverwirklichungsbedürfnissen sowie die dadurch resultierende Herausforderung an die Führungskräfte die Arbeitsbedingungen so zu gestalten, dass der Mitarbeiter seine Selbstentfaltungswerte mit den Pflicht- und Akzeptanzwerten der Arbeitswelt vereinbaren kann, der Mitarbeiter motiviert und in der Lage ist, engagiert zu arbeiten (vgl. Borsi (Studienbrief 5): 17[2]; Niermeyer et al. 2008: 21). Die persönlichen Ziele des Mitarbeiters müssen mehr Berücksichtigung finden, da diese meist durch „die Ausstattung und/oder die Ziele der Pflegeeinrichtung" eingeschränkt werden (Müller 2008: 39).

Führung muss sich demnach an die Bedürfnisse des Mitarbeiters von heute anpassen, eine so genannte „Mitarbeiterorientierung", da „der Mensch als Mitarbeiter ein wichtiger Produktionsfaktor ist" (Hellmann 2007: 28).

---

[2] (zitiert nach Klages 1988: 111)

Im Zusammenhang mit Gesundheit in Organisationen untersucht Badura die Fragestellung „inwieweit Arbeit und Organisation auf das psychische und körperliche Befinden Einfluss nehmen, mit Folgen für die Leistungsfähigkeit einzelner Mitglieder, einer Abteilung oder eines ganzen Betriebes" (Badura et al. 2008: 31). Hier kommt es insbesondere auf die Art und Weise des Führens an (siehe Kapitel 3). „Führung wirkt sich – je nach Qualität – entweder salutogen oder pathogen auf Mitarbeiterinnen und Mitarbeiter aus" (Badura et al. 2008: 34). Mit dieser Aussage soll verdeutlicht werden, dass Führung von Menschen nicht einfach Führung bedeutet, sondern Führung einen nicht unerheblichen Einfluss auf die Gesundheit von Mitarbeiterinnen und Mitarbeitern hat. Ziel eines modernen Führungsstils sollte deshalb eine Befähigung der Mitarbeiter zur eigenen Gesunderhaltung „durch Wissensvermittlung, Kompetenzentwicklung und Empowerment" sein. (Borsi (o. J. c): 44).

„Auch das Kommunikationsverhalten von Führungskräften mit Untergebenen, ihr Umgang mit Konflikten oder Vorschlägen, ist gesundheitsrelevant - wegen der darin stets enthaltenen Signale der Anerkennung und Wertschätzung oder der Missachtung beziehungsweise Ablehnung" (Badura et al. 2008: 34).
Organisationsmitglieder wollen demnach für ihre Leistungen Anerkennung und Wertschätzung erhalten. So erhalten sie die Motivation, die für weitere Leistungserbringung erforderlich ist. Für den Mitarbeiter findet eine Balance zwischen Arbeit und Privatleben statt, wenn Zeitdruck und beruflicher Stress minimiert sind. Die Organisation kann von einer „Work-Life-Balance" profitieren (vgl. Badura et al. 2008: 39).

Durch eine angemessene Kommunikation und eine moderne Führung können die Selbstentfaltungswerte der Mitarbeiter Berücksichtigung finden und insgesamt zu einem positiven Betriebsergebnis führen.

3 Führungsstile und das Instrument der Moderation

In jedem Betrieb ist Führung unabdingbar. Dabei unterscheidet man nach der Theorie X und der Theorie Y nach McGregor zum einen die Menschen, die eine angeborene „Abneigung vor der Arbeit…" haben und aufgrund dessen „die meisten Menschen kontrolliert, geführt und mit Strafandrohung gezwungen werden" müssen, „einen produktiven Beitrag zur Erreichung der Organisationsziele zu leisten" und zum anderen diejenigen, die gegen Arbeit „keine angeborene Abneigung" haben…, sich mit den „Zielen der Organisation" identifizieren können… und „bei entsprechender Anleitung eigene Verantwortung" suchen…(Borsi (Studienbrief 2): 20)[3]. Unterschiedlicher können die Menschen von ihrer Arbeitsweise her nicht sein. Jedoch wäre das Arbeiten für diese Menschen ohne Führung nicht möglich (siehe auch Kapitel 2 „Notwendigkeit modernen Führens"). Die einen benötigen den Druck und die anderen die optimale Unterstützung des Vorgesetzten, um motiviert an die Arbeit zu gehen. Führung schafft die erforderlichen Rahmenbedingungen und Strukturen für die Mitarbeiter und Mitarbeiterinnen (vgl. König 2007: 207).

Die Art und Weise, wie Führungskräfte die Mitarbeiter führen, stellt sich in so genannten Führungsstilen dar (vgl. Kelm 2003: 191). Beim Führungsstil handelt es sich um ein ganz bestimmtes Verhaltensmuster einer Führungskraft gegenüber seinen Mitarbeitern (vgl. Hoefert (Studienbrief 5): 7).

„Die Führungsstile lassen sich in die beiden Grundkategorien ›autoritärer Führungsstil‹ und ›demokratischer Führungsstil‹ unterteilen" (Munzinger 2011). Unter **autoritärem (autokratischem) Führungsstil** (siehe Kapitel 6) wird eine „dominante, stark leistungsorientierte Führungskraft, die im Team eine zentrale Stellung besitzt und dadurch Kontrolle über jegliche Informationen hat" (Kelm 2003: 191) verstanden und die „die Entscheidungen ohne Beteiligung der Geführten trifft" (Munzinger 2011). Die Führungskraft mit einem **demokratischen Führungsstil** lässt im Gegensatz zum autoritären Führungsstil eine Beteiligung der Mitarbeiter in Entscheidungsprozesse zu (vgl. Munzinger 2011). Für die Mitarbeiter besteht die Gegebenheit selbständig und eigenverantwortlich zu arbeiten. Die Führungskraft handelt mitarbeiterorientiert, da bei diesem Führungsstil die Mitarbeiter im Mittelpunkt stehen. Die Ziele werden gemeinsam mit den Mitarbeitern bestimmt.

---

[3] (zitiert nach Probst 1993: 429)

Der **Führungsstil „Laissez-faire"** *(franz. machen lassen)* ist gekennzeichnet von vollkommener Verantwortungslosigkeit seitens der Führungskraft. Sie überlässt ihren Mitarbeitern alle Freiheiten für sämtlich anfallende Tätigkeiten und überträgt ihnen folglich die komplette Verantwortung (vgl. Kelm 2003: 191).

Zu erwähnen sei hier noch der **charismatische (karitative) Führungsstil**. Dieser Führungsstil strebt nach Harmonie und ist sehr mitarbeiterorientiert. Die Führungskraft besitzt wenig Fachkenntnis und ist zu ihren Mitarbeitern stets freundlich. Organisationsziele werden kaum erreicht (vgl. Kelm 2003: 192).

Kategorie	Führungsstil	Charakteristik
sozial-interaktionszentriert	- kooperativ (demokratisch) - autoritativ (autoritär) - laissez-faire	- kooperativ: Einbeziehung des Mitarbeiters in Entscheidungen - autoritativ: Entscheidungen von „oben" - laissez-faire: Gewähren-Lassen, willkürliche Entscheidungen
vorgesetztenzentriert	- sachorientiert - beziehungsorientiert	- sachorientiert: Der Vorg. ist an der Arbeitsaufgabe und weniger an Personen interessiert - beziehungsorientiert: Der Vorg. ist eher an Personen und Beziehungen interessiert als an der Sachaufgabe
komplexitätszentriert	- situativ	Die *richtige* Führung orientiert sich an den Fähigkeiten der Mitarbeiter, der Komplexität der Aufgabe und den Zielsetzungen

Abbildung 1 Führungsstile (Hoefert (Studienbrief 2): 9)

In Abbildung 1 sind die Führungsstile „autoritär", „demokratisch", „laissez-faire", „sachorientiert", „beziehungsorientiert" und „situativ" in drei Kategorien eingeteilt. Anhand dieser Abbildung erscheint der **situative Führungsstil** als der „richtige" Führungsstil. Dieser beinhaltet Merkmale wie „Lenken bzw. dirigieren", „Unterstützen bzw. sekundieren", „Anleiten bzw. trainieren" sowie „Delegieren" (vgl. Kelm 2003: 192). Hier wird nicht zwischen richtigem oder falschem Führungsstil unterschieden, sondern das Führungsverhalten passt sich der Situation an (vgl. Kelm 2003: 193)[4]. „Die Führungskraft wird für die verschiedenartigen Bedürfnisse sensibilisiert und kann ihr Verhalten entsprechend ausrichten" (Niermeyer et al. 2008: 27).

---

[4] (zitiert nach Wolfgang Fischer, Führungswissen in der Pflege, 1999, Kohlhammer Verlag)

Jedoch hängt die Wahl eines Führungsstils immer davon ab, inwiefern der Mitarbeiter reif ist, in welchem Unternehmensbereich sich ein Vorgesetzter und in welcher Situation sich ein Unternehmen aufhalten (vgl. Niermeyer et al. 2008: 26).

Ergänzt werden kann der situative Führungsstil mit dem **Instrument der Moderation**. Das Wort Moderation stammt aus dem Lateinischen *(lat. moderare)* und bedeutet „mäßigen" und „mildern". Die Moderationsmethode selbst wurde 1968 vom „Quickborner Team" entwickelt und ist eine Methode, die Problemlösungen zusammen mit dem Team erarbeitet. Sie ist teilnehmerorientiert, da das Team im Mittelpunkt steht. Die Unternehmen (...) forderten zum damaligen Zeitpunkt mehr Mitspracherecht für alle Beteiligten, mehr Entscheidungsmacht und mehr Mitarbeiterorientierung (vgl. Wetter-Schwegler 2001; Brinker et al. 2003).

Das wichtigste Kriterium im Prozess der Problemlösung ist der „Zyklus der ständigen Verbesserung" (vgl. Malorny et al. 2007: 8, siehe Abbildung 2). Anhand der Abbildung 2 sollen die einzelnen Phasen („Plan, Do, Check, Act") dieses Prozesses verdeutlicht werden. „Durch ein mehrmaliges Durchlaufen kann das Problem weiter entschärft, Methoden und Maßnahmen können überprüft und Ergebnisse nach jedem Durchlauf standardisiert werden" (Malorny et al. 2007: 8).

Teamarbeit in Unternehmen ist heute gängige Praxis. Jedoch ist eine erfolgreich funktionierende Teamarbeit abhängig von ausreichender und kompetenter Moderation (vgl. Malorny et al. 2007: 5). Führungsstile können je nach Charakteristik (siehe Abbildung 1) unterschiedliche Auswirkungen auf die Moderation von Teams haben. Für die Moderation des Teams ist der Moderator verantwortlich. Sein Führungsstil ist durch klare Strukturen, Demokratie und Direktivität bestimmt (vgl. Maas 1998: 2).

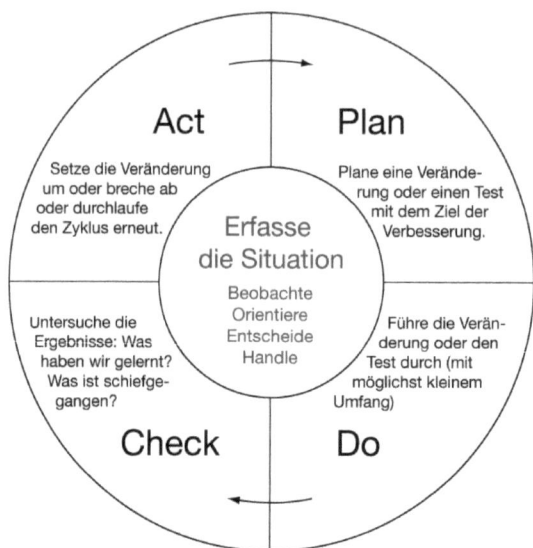

**Abbildung 2 Zyklus der ständigen Verbesserung („URL:
http://wandelweb.de/images/grafik/PDCA.png [Stand: 09.01.2011]".) (vgl. Malorny et al. 2007: 8)**

Durch einen demokratischen Führungsstil arbeiten Teams viel verständnisvoller
miteinander und sind weniger angespannt und feindselig als durch einen autoritären
Führungsstil (vgl. Kelm 2003: 191). Der Moderator hat die Aufgabe die interpersonelle
Kommunikation zu verbessern und das Team in diesem Sinne zu „coachen"[5] und durch
Steuerungsmittel zu lenken (vgl. Malorny et al. 2007: 11; Maas 1998: 19). Zum
anderen klärt er den Auftrag und die Ziele der Moderation, bereitet die Sitzungen
organisatorisch vor, steuert den Prozess der Diskussion, klärt die unklaren Beiträge der
Teammitglieder und dokumentiert die Ergebnisse (vgl. Maas 1998: 2). Den Ablauf der
Moderation kann der Moderator durch „Fragen stellen", „Aktives Zuhören" und
„Zusammenfassungen" lenken (vgl. Maas 1998: 19f.). Des Weiteren kann sich der
Moderator einer Vielzahl an Moderationsmaterial (Pinwand, Thesenkarte, Markierstift,
Pinwand-Nadeln, etc.) bedienen (vgl. Maas 1998: 4ff.).

Für die persönlichen Voraussetzungen eines Moderators können unter anderem
„Menschliche Wärme und Toleranz, soziale Sensibilität, eine positive Grundeinstellung
gegenüber Menschen, eine souveräne und ausgeglichene Körperhaltung,
Sprachmelodie, Gestik und Mimik, (…) die Fähigkeit, Leistungsdruck zu mindern, (…)"

---

[5] Unter "Coaching" versteht man "**gegenseitiges partnerschaftliches Beobachten** mit
entsprechendem **Feedback**" (Kelm 2003: 199) „im Sinne eines Noch-Besser-Werdens"
(Haberleitner et al. 2008: 25).

(Malorny et al. 2007: 16) usw. genannt werden. Diese zahlreichen Eigenschaften erscheinen für eine einzige Person eher utopisch. Umso eher sollte sich ein Moderator auf notwendige Fähigkeiten konzentrieren, wie zum Beispiel (z. B.) Methoden-Kenntnisse in Bezug auf Moderationstechniken oder Flexibilität in der Planung von Workshops. Einfühlungsvermögen sowie authentisches Auftreten wären weitere notwendige Fähigkeiten eines Moderators (vgl. Malorny et al. 2007: 17). Außerdem sollte der Moderator in der Lage sein „zwischen *wahrnehmen, vermuten* und *bewerten* unterscheiden [zu] können..." (Malorny et al. 2007: 25).

Der Ablauf der Moderation kann in drei Phasen (Vorbereitung, Durchführung und Nachbereitung) sowie die Durchführungsphase in sechs Unterphasen eingeteilt werden (vgl. Malorny et al. 2007: 26) und wird in der Abbildung 3 dargestellt.

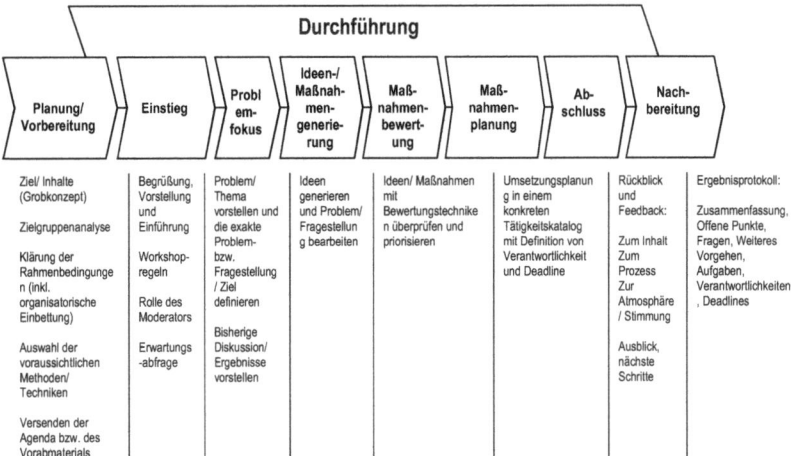

Abbildung 3 Die sechs Phasen des klassischen Moderationsprozesses (Malorny et al. 2007: 27)

Der Moderator erhält von seinen Auftraggebern den Moderationsauftrag, wenn diese selbst nicht präzise genug moderieren können. Hierbei muss der Moderator die Durchführbarkeit des Auftrages beachten (vgl. Maas 1998: 7). Schließlich braucht es keinen Moderationsauftrag, wenn die Umsetzung in die Praxis aussichtslos erscheint.

4 Definition von Gesundheitsförderung – Unterteilung in Prävention und Gesundheitsförderung

Gesundes Führen und eine adäquate Moderation können der Unternehmensführung zu einem gesünderen Betriebsklima verhelfen. An dieser Stelle ist zu herauszuarbeiten, aus welchen Gründen die Gesundheitsförderung in den Fokus zu rücken ist.

Gesundheit ist ein wichtiges und kostbares Gut. Heutzutage gibt es viele Angebote, um gesund zu bleiben (vgl. Böhnisch et al. 2006: V). Eine gesunde Ernährung, kein Konsum von Nikotin und/ oder Alkohol sowie sportliche Aktivitäten sind nur einige Faktoren, die das Gesundbleiben begünstigen können. Viele unterschiedliche Begriffe rund um das Thema Gesundheit kommen zusammen, z.B. auch Gesundheits-erziehung, Gesundheitsbildung, Gesundheitsberatung, Gesundheitsaufklärung und Gesundheitsförderung (vgl. Brieskorn-Zinke 2006: 20). Gesundheitsförderung kann hier als „Rahmenkonzept für alle Bemühungen um Gesundheit begriffen werden, während Gesundheitserziehung, -bildung, -beratung, -aufklärung etc. eher auf die Methoden der Gesundheitsförderung verweisen" (Brieskorn-Zinke 2006: 21). Das Ziel von Gesundheitsförderung ist die Steigerung der Gesundheitsfähigkeit der Untergegebenen sowie eine gesundheitsförderliche Organisation der Arbeitsprozesse (vgl. Borsi (o. J. c): 35)[6].

Nach der Ottawa-Charta der WHO von 1986 versteht man unter Gesundheitsförderung „allen Menschen ein höheres Maß an Selbstbestimmung über ihre Gesundheit zu ermöglichen und sie damit zur Stärkung ihrer Gesundheit zu befähigen" (Brieskorn-Zinke 2006: 22)[7]. Für die Führungskräfte von heute bedeutet dies nach der Vorgabe der Ottawa-Charta zu „[b]efähigen, [e]rmöglichen, [v]ermitteln und [zu] [v]ernetzen" (Borsi (o. J. c): 44).
Weiterhin definieren Hurrelmann und Laaser den Begriff Gesundheitsförderung als „die vorbeugenden, präventiven Zugänge zu allen Aktivitäten und Maßnahmen, die die Lebensqualität von Menschen beeinflussen, wobei hygienische, medizinische, psychische, psychiatrische, kulturelle, soziale und ökologische Aspekte vertreten sein

---

[6] zitiert nach Müller/Münch 1993: 324)
[7] (zitiert nach WHO 1993: 1)

können und verhältnisbezogene ebenso wie verhaltensbezogene Dimensionen berücksichtigt werden" (Brieskorn-Zinke 2006: 20)[8].

Gesundheitsförderung und Prävention unterscheiden sich nicht nur in ihren Begrifflichkeiten, sondern auch in ihren Bedeutungen. Um eine klare und eindeutige Definition von Gesundheitsförderung zu erhalten, muss im Weiteren, zur Vermeidung einer Begriffsverwechslung, eine eindeutige Definition von Prävention hergestellt werden.

Der wesentliche Unterschied zwischen **Gesundheitsförderung und Prävention** liegt zum einen darin, dass Gesundheitsförderung das Ziel hat „durch die Erhaltung und Stärkung der Ressourcen für Gesundheit zur Gesunderhaltung" beizutragen und Prävention zum anderen „auf die Vermeidung bzw. Minimierung von Risiken für Gesundheit abzielt und dadurch zur Gesunderhaltung beiträgt" (Waller (Studienbrief 6): 5). Prävention soll Krankheiten und Unfälle, die mit dem Beruf einhergehen verhindern und somit die Gefahren an der Quelle bekämpfen (vgl. Badura et al. 2007: 41).

Im Präventionsgesetz wird des Weiteren Prävention in **primäre, sekundäre und tertiäre Prävention** eingeteilt. Unter *primärer Prävention* ist die „Vorbeugung des erstmaligen Auftretens von Krankheiten", unter *sekundärer Prävention* die „Früherkennung von symptomlosen Krankheitsvor- und -frühstadien" und unter *tertiärer Prävention* die „Verhütung der Verschlimmerung von Erkrankungen und Behinderungen sowie Vorbeugung von Folgeerkrankungen" zu verstehen (Brieskorn-Zinke 2006a: 219)[9].

Die Prävention von Krankheiten als auch die Gesundheitsförderung sollten Aufgaben einer Führungskraft bzw. eines Unternehmens sein. Im Folgenden soll deshalb auf die Salutogenese und in diesem Zusammenhang auf die Führungsaufgaben näher eingegangen werden.

---

[8] (zitiert nach Laaser et al. 1993: 176 ff.)
[9] (zitiert nach Präventionsgesetz §§ 2,3, Art. 1, Abschnitt 1)

5 Salutogenese – Allgemein

Aaron Antonovsky setzte sich mit dem Begriff der „'Salutogenese' (Salus, lat.: Unverletztheit, Heil, Glück; Genese, griech.: Entstehung)" (BZgA 2001: 24) auseinander und prägte diesen, nachdem er sich wunderte (angesichts der Tatsache, dass Frauen aus der Zeit des ersten und zweiten Weltkrieges trotz der damals vorherrschenden Erlebnisse im Anschluss noch psychisch und körperlich gesund waren) und fragte, warum der Mensch mehr gesund als krank ist, Stress bewältigen kann ohne krank zu werden und sich von einem kranken Zustand wieder erholt und gesund wird (vgl. Antonovsky 1997: 15f.; BZgA 2001: 24). Hierbei ist Gesundheit die Norm und Krankheit die Abweichung (vgl. Brieskorn-Zinke 2006: 76).

Unter dem Aspekt der Salutogenese setzte sich Antonovsky zunächst mit den Fragestellungen der Pathogenese auseinander, denn diese fragen (auch heute noch) „warum Menschen krank werden, [und] warum sie unter eine gegebene Krankheitskategorie fallen" und setzt sich vorrangig mit der Beseitigung von Krankheitsfaktoren auseinander. Die Salutogenese hingegen konzentriert sich „auf die Ursprünge der Gesundheit" und beschäftigt sich hauptsächlich mit der Aktivierung von Ressourcen. Sie fragt, warum Menschen sich „auf der positiven Seite des Gesundheits- Krankheits- Kontinuums" befinden „oder warum bewegen sie sich auf den positiven Pol zu, unabhängig von ihrer aktuellen Position?" (Antonovsky 1997: 15; vgl. Brieskorn-Zinke 2006: 80).

Nach Antonovsky können Pathogenese und Salutogenese als eine komplementäre[10] Beziehung zusammengefasst werden. In diesem Zusammenhang erläutert er, dass eine Einteilung des Menschen in gesund und krank nicht zutreffend sei, sondern der Mensch viel eher „auf einem multidimensionalen Gesundheits-Krankheits-Kontinuum zu lokalisieren" sei (Antonovsky 1997: 29). Salutogenese soll außerdem über die Faktoren nachdenken lassen, „die zu einer Bewegung in Richtung auf das gesunde Ende des Kontinuums beitragen" (Antonovsky 1997: 25). Brieskorn-Zinke erläutert hierzu, dass es die beiden Extrempole „völlige Gesundheit" und „völlige Krankheit" nicht gibt (vgl. Brieskorn-Zinke 2006: 78)[11]. Um sich von der dichotomen[12] Ansicht von Krankheit und Gesundheit zu entfernen muss vor allen Dingen klar sein, „dass jeder

---

[10] ergänzend (Wahrig 1999, Bertelsmann Fremdwörterlexikon)
[11] (zitiert nach Antonovsky 1989: 53)
[12] zweiteilig (Wahrig 1999, Bertelsmann Fremdwörterlexikon)

Mensch, auch wenn er sich überwiegend gesund fühlt, auch kranke Anteile hat und ebenso jeder kranke Mensch auch gesunde Anteile in sich trägt", da die Medizin Gesundheit immer noch als einen Zustand definiert, der frei von Störungen ist und sich selbst nur auf Krankheiten spezialisiert hat (Brieskorn-Zinke 2006: 78). Der Mediziner lässt die gesunden Anteile des Menschen vollständig außer Acht und leitet keine komplexeren Zusammenhänge ein, die ein Zusammenspiel von mehreren Faktoren zur Entstehung der Krankheit erkennen lassen (vgl. Antonovsky 1997: 23f.). Salutogenese selbst hingegen „führt zu einem tiefergehenden Verständnis und Wissen und damit zu einer Voraussetzung, sich dem gesunden Pol des Kontinuums nähern zu können" (Antonovsky 1997: 24).

Da der Mensch im Alltag mit vielen Stressfaktoren konfrontiert wird, entwickelte Antonovsky das Konzept der *„generalisierten Widerstandsressourcen (GRRs)*: Geld, Ich-Stärke, kulturelle Stabilität, soziale Unterstützung" (Antonovsky 1997: 16). Mit generalisiert ist gemeint, „dass sie in einem komplexen Zusammenspiel in Situationen aller Art wirksam werden" wohingegen mit Widerstand gemeint ist, „dass diese Faktoren die gesundheitliche Widerstandsfähigkeit erhöhen" (Brieskorn-Zinke 2006: 80). Antonovsky nennt die Widerstandsressourcen auch *Phänomene* zur Bewältigung von Stressfaktoren (vgl. Antonovsky 1997: 16). Unter Widerstandsfaktoren nach Antonovsky lassen sich zum einen „soziale Faktoren (z. B. soziale Unterstützung)", „kulturelle Faktoren (z. B. kulturelle Stabilität)" und zum anderen „individuelle Faktoren (z. B. körperliche Robustheit)" zuordnen (Brieskorn-Zinke 2006: 80). Dabei erläutert Brieskorn-Zinke, dass Stress beim Menschen zu einem physischen Spannungszustand führt, der bei anhaltender Dauer chronische Krankheiten verursacht (vgl. 2006: 80). Nicht in jedem Fall, betonte Antonovsky, sei Stress jedoch pathogenetisch. In einer bekannten Studie über Schwangerschaftskomplikationen wurde deutlich, „daß [!] ein hohes Ausmaß an Stressoren bei gleichzeitigem hohen [!] Ausmaß an sozialer Unterstützung gesundheitsfördernd ist" (Antonovsky 1997: 26).

5.1 Stärken von Mitarbeitern (Sense of Coherence)

Unter Kohärenzgefühl (eher: Kohärenzsinn; englisch: the sense of coherence, Abk. SoC) nach Antonovsky ist eine „Hauptdeterminante" zu verstehen, die für die Platzierung auf dem Gesundheits-Krankheits-Kontinuum verantwortlich ist und auch dafür, „daß [!] man sich in Richtung des gesunden Pols bewegt" (Antonovsky 1997: 33). Diese so genannte Hauptdeterminante teilt Antonovsky in drei Bestandteile: der

Verstehbarkeit, der Handhabbarkeit und der Bedeutsamkeit. Sie machen das Kohärenzgefühl aus. Diese Bestandteile sind auch als Stärken von Mitarbeitern in Unternehmen zu betrachten, die vom Führungspersonal im Zusammenhang mit Gesundheitsförderung genutzt werden können. Denn „[n]ach dem Modell der Salutogenese hat das Ausmaß des Kohärenzgefühls eines Menschen eine direkte Verbindung zu seiner Gesundheit" (Brieskorn-Zinke 2006: 83; vgl. Antonovsky 1997: 93). Speziell in Bezug auf die Arbeit in einem Unternehmen wie dem Krankenhaus treten im Alltag eine Vielzahl an Stressoren auf, die nicht nur alleine durch das Führungspersonal reduziert werden können, indem wie anfangs bereits erwähnt, adäquate Strukturen geschaffen werden. Der Mensch als Arbeitnehmer muss eine entscheidende Voraussetzung mitbringen und diese lautet *Belastbarkeit*.

Im Folgenden sollen die **drei Bestandteile des SoC** näher erläutert werden.

Mit *Verstehbarkeit* meint Antonovsky eine menschliche Ressource, die Widerstände im Leben für den Menschen selbst erklärbar machen. Der Mensch ist durch seine kognitiven Potentiale in der Lage seine Umwelt in eine für ihn logische Ordnung zu bringen und Widerstände bzw. bestimmte Situationen wie Krieg oder Tod vorherzusagen und diese im Vorfeld bereits zu verarbeiten (vgl. Antonovsky 1997: 34).

Antonovsky definiert *Handhabbarkeit* als eine Ressource, die der Mensch dazu nutzen kann die Widerstände im Alltag nicht nur kognitiv zu verarbeiten, sondern auch wirklich „anzupacken". Der Mensch betrachtet die Widerstände als Herausforderung, die anzunehmen sind und die im Leben nun mal vorkommen können. Diese Ressource besitzt der Mensch entweder selbst oder ein Mensch seines Vertrauens besitzt sie. Menschen, bei denen diese Ressource sehr ausgeprägt ist werden nie das Gefühl haben, dass sie vom Leben, bei Widerständen und auch generell, bestraft werden.

Unter *Bedeutsamkeit* soll nach Antonovsky eine Ressource verstanden werden, die den Menschen befähigt das Leben als bedeutsam und lebenswert zu erachten. Der Mensch betrachtet mit dieser Ressource Widerstände als Herausforderung, die eine vorrangige Bedeutung haben, wofür es sich folglich zu kämpfen lohnt (vgl. Antonovsky 1997: 35).

Antonovsky definierte den Begriff des Kohärenzgefühls neu, nachdem er sich ausführlich mit den drei oben genannten Bestandteilen auseinandersetzte und erklärt das Kohärenzgefühl als *„eine globale Orientierung, die ausdrückt, in welchem Ausmaß* *man ein durchdringendes, andauerndes und dennoch dynamisches Gefühl des Vertrauens hat"* (Antonovsky 1997: 36).

Je nach persönlichen und gesellschaftlichen Bedingungen entwickelt der Mensch ein starkes[13] oder ein schwaches SoC. Diese Entwicklung beginnt bereits unmittelbar nach der Geburt und festigt sich erst im Erwachsenenalter (vgl. Brieskorn-Zinke 2006: 83; Antonovsky 1997: 95f.). Dennoch gibt es Studien, die besagen, dass das SoC auch im Erwachsenenalter noch verändert werden kann (vgl. BZgA 2001: 144). Im Berufsleben kann die Führungskraft das SoC des Mitarbeiters durch Lob stärken und durch Kritik schwächen. Es kann „durch radikale Veränderungen der sozialen und kulturellen Einflüsse oder durch langfristige Psychotherapie" verändert werden (Brieskorn-Zinke 2006: 83). Störungen in der Kindheit oder Jugend können die positive Entwicklung des SoC beeinträchtigen, wenn das Kind oder der Jugendliche beispielsweise nicht an Entscheidungen beteiligt wurde (vgl. BZgA 2001: 144). Im Erwachsenenalter kann es zu Unzufriedenheit führen, wenn Mitarbeiter nicht in Entscheidungen ihres Arbeitsfeldes bezogen von ihren Vorgesetzten involviert werden (vgl. Lieb 2010: 98).

Wie oben erwähnt, setzt sich das SoC mit Gesundheit in Verbindung (vgl. Antonovsky 1997: 161 ff.). So könnte es vorkommen, dass sich ein Mitarbeiter beispielsweise bei sehr viel Lob in seiner Ich-Identität bestätigt fühlt und ihn dieses auf dem Gesundheits-Krankheits-Kontinuum zum positiven Pol bewegen lässt. Gleichzeitig könnte es auch seine Widerstandsressourcen stärken, da er sich insgesamt viel stärker und positiver fühlt und er nun die Stressoren (Zeitdruck, psychische Belastungen, schwere körperliche Arbeit) zum einen kognitiv und zum anderen auch emotional verarbeiten kann und die Arbeit nun als Herausforderung statt als Belastung betrachtet. Macht sich die Führungskraft und auch dem Mitarbeiter die Stärken (in diesem Sinne: Verstehbarkeit, Handhabbarkeit, Bedeutsamkeit) des Mitarbeiters bewusst, kann sie gemeinsam mit ihm etwas zu seiner Gesunderhaltung, trotz steigender Arbeitsanforderungen, beitragen. Antonovsky spricht von einem starken SoC und geht von der Fragestellung aus, inwiefern sich ein starkes SoC positiv auf die Arbeit (des Mitarbeiters) auswirken kann. Je ausgeprägter das SoC, desto erfolgreicher ist der Mitarbeiter in der Lage, seine Aufgaben zu bewältigen (vgl. BZgA 2001: 145). Antonovsky betont dabei das wichtige Zusammenspiel von Intelligenz, Wissen und Fertigkeit als entscheidende Voraussetzung zur Aufgabenbewältigung, bei

---

[13] Starkes SoC: Person mit einem starken Ich und einer starken Identität (vgl. Antonovsky 1997: 42)

vielseitigeren Aufgaben ein starkes SoC zur Bewältigung jedoch notwendig wird (vgl. Antonovsky 1997: 162 f.).

5.2 Stärken von Teams (Gruppen-SoC)

Antonovsky spricht von Gruppen-SoC und beschreibt diese als Eigenschaft von Gruppen bzw. Teams. Um von einem Kohärenzgefühl in Gruppen reden zu können, muss zu Beginn das Gefühl für ein kollektives Bewusstsein vorhanden sein (vgl. Antonovsky 1997: 158). Dabei hinterfragt Antonovsky die Gemeinsamkeiten bzw. Unterschiede des SoC von Gruppen und von Individuen. Vor allem hebt er hervor, dass eine Gruppe aus Individuen besteht und somit auch die Eigenschaften einer Gruppe von den einzelnen Eigenschaften der Individuen abhängt: „eine Gemeinschaft ist nur dann „entfremdet", wenn ein großer Teil ihrer Mitglieder entfremdet ist oder, alternativ, ein größerer Teil als in anderen Gemeinschaften" (Antonovsky 1997: 156). Für die Eruierung von Gruppeneigenschaften ist die Ermittlung der Eigenschaften der Individuen im Hinblick auf Gemeinsamkeiten notwendig (vgl. Antonovsky 1997: 156).

Antonovsky beschreibt auch die umgekehrte Variante, wenn beispielsweise mehrere Organisationsmitglieder individuell tätig sind und durch dasselbe „Kollektivmerkmal", in diesem Falle Moral, miteinander in Interaktion treten (vgl. Antonovsky 1997: 156). Hierzu muss zur Erhebung von Moral nicht die persönliche individuelle Meinung von Moral erfragt werden, sondern die wahrgenommene „Qualität der Moral innerhalb der Gesamtorganisation" (Antonovsky 1997: 156)[14]. Dabei kann die Meinung zur eigenen Person stark von der Meinung zum System oder zur Gruppe abweichen (vgl. Antonovsky 1997: 157). Das Gruppen-SoC muss deshalb auch nicht mit dem SoC ihrer Individuen übereinstimmen: „Die Individuen mögen die Welt für sich persönlich als nicht kohärent erleben, obwohl sie darauf vertrauen, daß[!] sie es für die Gemeinschaft ist" (Antonovsky 1997: 157).

In Pflegeteams in pflegerischen Einrichtungen ist das Gruppen-SoC als Stärke des Teams zu beobachten. Pflegekräfte sind besonders in Pflegeeinrichtungen wie Krankenhäusern oder Altenheimen auf ihre Teamkollegen angewiesen. Durch die erhöhten Arbeitsanforderungen, kombiniert mit den zeitlichen und wirtschaftlichen Gesichtspunkten, wird eine funktionierende Teamarbeit zunehmend erforderlicher. Besitzt das Team ein starkes Gruppen-SoC, kann langfristig das Gruppenbewusstsein

---

[14] (zitiert nach Zeitz 1983: 1092)

18

und damit die Gesundheitserhaltung gestärkt werden. Generell erfreuen sich Pflegekräfte an der Arbeit im Team, da sie sich hierdurch gegenseitige moralische und seelische Unterstützung bieten können. Dies kann auch auf der individuellen Ebene eine Unterstützung sein. Nutzt die Führungskraft auch hier die vorhandenen Stärken, kann sie zusammen mit dem Team „Kollektivmerkmale" entwickeln, die das Fortbestehen dieser Gruppe sichern und auf Dauer zu einem starken Gruppen-SoC führen. Hat eine Führungskraft das Gruppen-SoC für sich identifizieren können, kann sie dieses auf das SoC eines Individuums schlussfolgern und entsprechend führen (z. B. konstruktives Mitarbeitergespräch) (vgl. Antonovsky 1997: 159). Folglich hätte sie somit die Möglichkeit, durch die Stärkung des SoC mehrerer Individuen, das Gruppen-SoC zu stärken. Auch umgekehrt könnte die Stärkung bzw. Schwächung des Gruppen-SoC das individuelle SoC stärken bzw. schwächen.

6 Berufliche Konsequenzen für Führungskräfte (Gesundheitsförderung und situative Führung)

Für die Führungskräfte von heute bedeutet Führung zum einen Gestalten und Lenken sowie eine moderne Philosophie entwickeln, die dabei den Menschen in den Mittelpunkt der Organisation rückt (vgl. Borsi (Studienbrief 1): 17). Hier soll Führung nicht nur als eine Aufgabe von Fehlzeitenreduzierung verstanden werden, sondern viel mehr als eine Aufgabe der Zufriedenheitsförderung der Mitarbeiter mit dem Arbeitsplatz, verbunden mit der Identifikation und Motivation (vgl. Hellmann 2007: 28). Unter Gesundheitserhaltung bzw. Gesundheitsförderung sollte die Führungskraft den Mitarbeiter immer als wichtigstes Kapital eines Unternehmens betrachten, denn mit dem demographischen Wandel werden auch die Pflegekräfte älter (vgl. Wallrafen-Dreisow 2011: 164 ff., siehe auch Kapitel 7) und damit verbunden auch die Entstehung entsprechender Krankheiten (siehe Kapitel 1). Berücksichtigung muss auch der Nachwuchsmangel in der Pflege finden, sodass Mitarbeiterunterstützung und – förderung immer mehr zur zentralen Aufgabe der Führungskräfte wird.

Wie eingangs erwähnt, müssen Führungskräfte Strukturen und Rahmenbedingungen herstellen, die dem Mitarbeiter die Möglichkeit bieten, selbst etwas für seine Gesundheit zu tun (vgl. Hellmann 2007: 29). Dies kann zum einen durch „die Aufklärung des Personals über Gesundheitsrisiken am Arbeitsplatz und deren Vermeidung" geschehen, z. B. in Routinegesprächen. Aber auch „Schulung[en] in muskel- und gelenkschonendem Arbeiten" sind erforderlich, da „die Arbeit im Krankenhaus auch körperlich schwer ist..." (Hellmann 2007: 29). Zum anderen können die Dienstzeiten mitarbeiterorientiert gestaltet werden, indem beispielsweise die familiäre Situation berücksichtigt wird (vgl. Hellmann 2007: 29, Stresow 2011: 81).

Da immer mehr Mitarbeiter die Arbeit mit dem Privatleben vereinbaren müssen, kann die Führungskraft mit dem so genannten Work-Life-Balance-Konzept geeignete Methoden zur Vereinbarung zwischen Arbeit und Privatleben finden. Zudem könnte das Unternehmen Überstunden vermeiden und kurzfristige personelle Ausfälle kompensieren.

Geeignete Methoden sind z. B. eine den Bedürfnissen des Mitarbeiters angepasste „Arbeitszeitgestaltung" (siehe oben). Hier wäre die Teilzeitarbeit eine Möglichkeit der Arbeitszeitgestaltung. Eine weitere Methode wäre die „Flexible Leistungserbringung", z. B. das Jobsharing, wo mehrere Mitarbeiter mit der selben Qualifikation eine Stelle gleichzeitig in Form von Teilzeitarbeit besetzen. Durch einen Mitarbeiterpool ist der Mitarbeiter durch wechselnde Einsätze auf verschiedenen Stationen „nicht immer den gleichen Belastungen ausgesetzt und [kann sogar] Wunschdienste äußern.." (Stresow 2011: 81).

Aber was wäre Führung, wenn Kommunikationsprobleme innerhalb des Unternehmens vorherrschen? Durch Kommunikation können den Mitarbeitern die Ziele des Betriebes vermittelt werden, während neben der Kommunikation auch die Führungskraft und ihre Eigenschaften (siehe unten) selbst entscheidend sind (vgl. Badura et al. 2010: 314)[15]. Um die Mitarbeiter zu motivieren sind eine mitarbeiterorientierte Kommunikation sowie die zeitnahe Informationsweitergabe unabdingbar (vgl. Badura et al. 2010: 314)[16].

Mitarbeitermotivation und mitarbeiterorientierte Kommunikation setzt bei der Führungskraft einige Eigenschaften voraus, die nicht mit den rein pflegerisch fachlichen Kenntnissen zu tun haben, obwohl die Fachkenntnisse eine Beförderung in eine Leitungsposition begünstigen (vgl. Lieb 2010: 113 f.). Nach Niermeyer et al. sind es die so genannten „Soft Skills", also die „überfachlichen" Qualifikationen, die ein erfolgreiches Führen ermöglichen (2008: 105) (siehe Abb. 4). Zu diesen gehören:

---

[15] (zitiert nach Hunnius 2000: 11)
[16] (zitiert nach Zander & Femppel 2002)

- Offenheit,
- Gewissenhaftigkeit,
- Einfühlungsvermögen,
- Kooperationsbereitschaft,
- Empfindsamkeit,

- Kontaktstärke,
- Flexibilität,
- Handlungsorientierung,
- Führungsmotivation und
- Konfliktbereitschaft.

Nach Lieb sind vor allem die Fähigkeiten zur Kooperation, zur Konfliktlösung und zur Kommunikation entscheidend, wenn es um erfolgreiches Führen von Mitarbeitern geht. Erforderlich ist aber auch die Selbstreflexion der Führungskraft. Dies setzt jedoch die Fähigkeit des Selbstmanagements voraus. Das eigene Verhalten kritisch zu hinterfragen sowie dessen Auswirkungen auf die Umwelt können zu Problemlösungsstrategien führen (vgl. 2010: 119 f.).

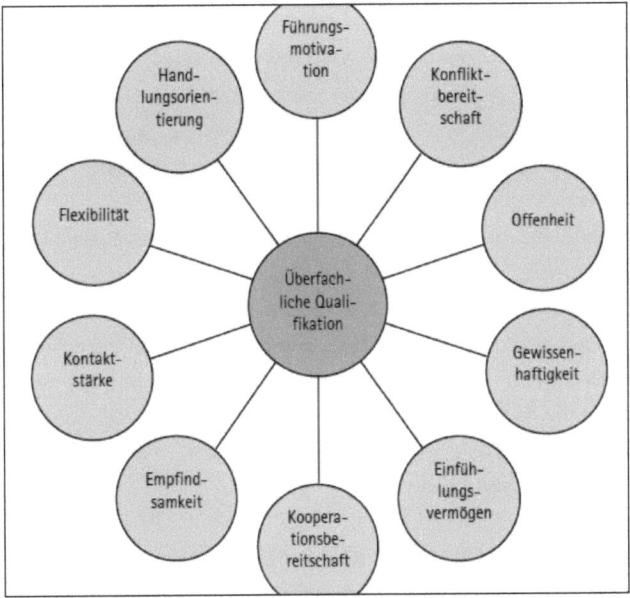

Abbildung 4 Soft Skills einer Führungskraft (Niermeyer et al. 2008: 105)

Dabei muss zwischen Fachkompetenz und Sozialkompetenz stets unterschieden werden. Eine Stationsleitung sollte fachlich kompetent sein, da sie für die korrekte Umsetzung von Pflegemaßnahmen Verantwortung übernimmt und ihre Mitarbeiter entsprechend anleiten bzw. beratend zur Seite stehen muss. Je größer die

Personalverantwortung, beispielsweise bei einer Pflegedienstleitung mit mehreren Stationen unter sich, sollte die soziale Kompetenz überwiegen, da weniger pflegerische Inhalte als viel mehr zwischenmenschliche Inhalte von Bedeutung sind (vgl. Lieb 2010: 120 f.).

Doch nicht nur die Fähigkeiten einer Führungskraft sind für die Gesundheitsförderung und die Arbeitszufriedenheit der Mitarbeiter von Relevanz. Die Vorstellung von moderner Führung und Gesunderhaltung durch Krankheitsprävention und Förderung der „Widerstandsressourcen" (siehe Kapitel 5) sollte heutzutage in den Köpfen der Führungskräfte primär präsent sein, weit entfernt von Krankheitsorientierung und „autoritativer Gesundheitserziehung" (Brieskorn-Zinke 2006: 108). Besonders der autoritative Führungsstil scheint bei den meisten Führungskräften noch nicht abgelegt worden zu sein. Dieser „ist durch eine relativ hohe Aufgaben- und eine relativ geringe Mitarbeiterorientierung charakterisiert" (Lieb 2010: 98). Deutlich wird die geringe Mitarbeiterorientierung an mangelndem Lob für gute Leistungserbringung des Mitarbeiters oder auch in der weniger mitarbeiterorientierten Einarbeitung von neuen Mitarbeitern. Die Führungskraft von heute sollte demnach eine geringe Aufgabenorientierung und eine hohe Mitarbeiterorientierung, umsetzen und sich dem „gewandelten" Mitarbeiter (siehe Kapitel 2) situativ anpassen. Unter hoher Mitarbeiterorientierung kann zum einen Mitarbeitermotivation durch Feedback, Fördern und Wertschätzung, zum anderen Förderung der Arbeitszufriedenheit und der Leistungsbereitschaft verstanden werden, indem die Mitarbeiter ihren Stärken entsprechend eingesetzt und durch hohe soziale Kompetenz der Führungskraft motiviert werden (vgl. Lieb 2010: 98, 153). Grundlegend für die Gesundheitsförderung durch Führungskräfte sollten das „Anleiten, Schulen, Bilden, Informieren bzw. Aufklären und Beraten" der Mitarbeiter sein (Brieskorn-Zinke 2006: 103). So können die Mitarbeiter für die eigene Gesunderhaltung mit Hilfe ihrer Ressourcen entsprechend ausgerüstet werden.

Mit dem Wandel der Mitarbeiter, den einhergehenden Veränderungen in den Krankenhäusern und ihren Strukturen sowie die Professionalisierung der Pflege, muss sich auch insgesamt die Rollenerwartung einer Führungskraft aber auch das Rollenbewusstsein verändern, um den steigenden Anforderungen gerecht werden zu können. Also ein „Management des Wandels, [dass zu] ..Einstellungsänderung, [und] ..Bewusstseinswandel der Mitarbeiter..." führen soll (Borsi (o. J. c): 45).

Die bisherigen Weiterbildungsqualifikationen werden deshalb zukünftig kaum noch ausreichen. Zu erwarten sind steigende Anforderungen explizit an die leitenden Pflegekräfte, die eine akademische Ausbildung zwingend erforderlich machen (vgl. Lieb 2010: 114, 117). In den letzten zehn Jahren wandelten sich auch die Anforderungsprofile von Unternehmen an zukünftige Führungskräfte in der Pflege. In einer Studie wurde deutlich, dass immer häufiger ein abgeschlossenes Studium im Bereich Pflegemanagement oder Pflegewissenschaft erwartet wird (vgl. Lieb 2010: 130 f.).

7 Schluss

Da in Organisationen nicht nur das Sach- oder Humankapital eine wichtige Rolle in Bezug auf die Leistungsfähigkeit eines Betriebes und somit auf das Betriebsergebnis spielt, wirft Badura die Frage auf, inwiefern das Sozialkapital einer jeden Organisation die „Gesundheit der Organisationsmitglieder und das Betriebsergebnis beeinflusst" (Badura et al. 2008: 31).

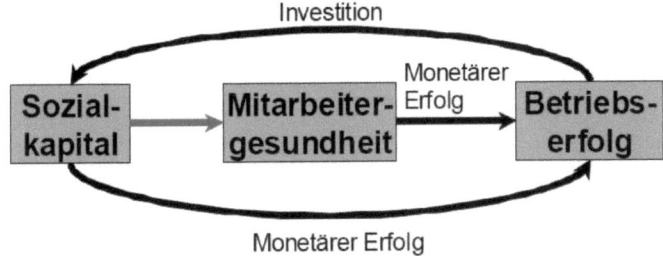

Abbildung 5 Gesundheitsfördernder Zyklus mit Sozialkapital (Badura et al. 2008: 147)

Unter wirtschaftlichen Aspekten kann ein Unternehmen von gesunden Mitarbeitern profitieren (vgl. Badura et al. 2008: 145 f.). Dieser wirtschaftliche Nutzen „resultiert etwa aus verringerten Fehlzeiten der Mitarbeiter, deren Auswirkungen verhältnismäßig leicht in monetären Größen ausgedrückt werden können" (Badura et al. 2008: 146). Dies wäre unter anderem ein ungeheurer Ansporn für ein Unternehmen in ihr Sozialkapital zu investieren, indem beispielsweise Führungskräfte mit entsprechenden Kenntnissen ausgestattet werden, um gesundheitsförderlich zu führen (vgl. Badura et al. 2008: 134, 141). So können die Mitarbeiter von der Verbesserung ihres Gesundheitspotentials profitieren und der Betriebserfolg wäre gesichert (vgl. Badura et al. 2008: 146) (siehe Abb. 5). Also ein Gewinn auf beiden Seiten – Arbeitgeber und Arbeitnehmer.

Aus diesen Gründen sollten Mitarbeitende von den Führungskräften und auch Krankenhausverantwortlichen als „wichtigste[s] Kapital einer Einrichtung" gesehen werden (Kämmer 2008: 349) (siehe Kapitel 6). Insbesondere unter dem Aspekt der Mitarbeitergesundheit. Denn mit dem demographischen Wandel werden nicht nur Patienten und Patientinnen immer älter, sondern auch die Pflegekräfte sowie Führungskräfte. Mit zunehmendem Alter werden die Menschen insgesamt anfälliger für Krankheiten bzw. bewegen sich die Menschen auf dem Gesundheits-Krankheits-Kontinuum auf den negativen Pol zu. Zum anderen gibt es bereits jetzt schon einen Nachwuchsmangel im Bereich der Pflege (vgl. DBfK 2008), so dass die bereits vorhandenen Mitarbeiter „gesund geführt" werden müssen und sie damit nach Möglichkeit bis zur Rente arbeitsfähig sind. Freie Stellen, unter anderem auch Ausbildungsplätze, können aufgrund von Bewerbermangel nicht besetzt werden (vgl. Kämmer 2008: 345, Stresow 2011: 80) (siehe Kapitel 6). Die wichtigste Aufgabe für Führungskräfte der Pflege wird demnach in Zukunft die Personalbindung sein (vgl. Stresow 2011: 80). Das beutetet für die Unternehmen „sich mit den Bedürfnissen ihrer Mitarbeiter auseinander[zu]setzen…, um das vorhandene Personal an das Unternehmen zu binden und die Patientenversorgung auf Dauer sicherzustellen" (Stresow 2011: 81).

Nun muss an dieser Stelle auch die Gesundheit der Führungskräfte erwähnt werden. Schließlich haben sie eine Vorbildfunktion gegenüber ihren Mitarbeitern. Ist eine Führungskraft durch Krankheit ständig abwesend, könnte dies keinen vorbildhaften Eindruck bei den Mitarbeitern hinterlassen. In Folge dessen müssen Führungskräfte in erster Linie ihre eigene Gesunderhaltung verinnerlicht haben, um ihren Mitarbeitern Tipps und Beratung anbieten zu können und sich entsprechend „gesund" präsentieren, um die Mitarbeitermotivation unter anderem zu fördern. Der Arbeitgeber ist bei der Gesunderhaltung „seiner" Führungskräfte selbst gefragt und sollte hierzu eigene Handlungsstrategien, nach Möglichkeit zusammen mit den Führungskräften, entwerfen. Angebote können auch in Zusammenarbeit mit dem betriebsärztlichen Dienst eruiert und entsprechend durchgeführt werden, z. B. jährliche Gesundheitskontrollen, wie Blutdruck- und Pulsmessungen oder auch alle zwei Jahre eine Blutbildermittlung, aber auch vergünstigte Mitgliedschaften in Fitnessstudios etc.

Literaturverzeichnis

Antonovsky, A. (1997): Salutogenese. Zur Entmystifizierung der Gesundheit. Deutsche Herausgabe von Alexa Franke. Tübingen: dgvt.

Badura, B.; Schellschmidt, H.; Vetter, C. (Hrsg.) (2007): Fehlzeiten-Report 2006. Chronische Krankheiten. Zahlen, Daten, Analysen aus allen Branchen der Wirtschaft. Heidelberg: Springer.

Badura, B.; Greiner, W.; Rixgens, P.; Ueberle, M.; Behr, M. (2008): Sozialkapital. Grundlagen von Gesundheit und Unternehmenserfolg. Berlin-Heidelberg: Springer.

Badura, B.; Walter, U.; Hehlmann, T. (2010): Betriebliche Gesundheitspolitik. Der Weg zur gesunden Organisation. 2. Aufl., Heidelberg: Springer.

Bundeszentrale für gesundheitliche Aufklärung (BZgA) (2001): Was erhält Menschen gesund? Antonovskys Modell der Salutogenese – Diskussionsstand und Stellenwert. Eine Expertise von Jürgen Bengel, Regine Strittmatter und Hildegard Willmann im Auftrag der BZgA. Forschung und Praxis der Gesundheitsförderung Band 6. Erweiterte Neuauflage, Köln: BZgA.

Böhnisch, W.; Krennmair, N.; Stummer, H. (Hrsg.) (2006): Gesundheitsorientierte Unternehmensführung. Eine Werteperspektive. 1. Aufl., Wiesbaden: Deutscher Universitäts-Verlag.

Borsi, G. (o. J.[17]): Pflegemanagement I. Studienbrief 1: Herausforderungen an das moderne Pflegemanagement. Studienbrief der Hamburger Fern-Hochschule.

Borsi, G. (o. J. a): Pflegemanagement I. Studienbrief 2: Managementtheoretische Grundlagen – Paradigmenwandel im Management. Studienbrief der Hamburger Fern-Hochschule.

Borsi, G. (o. J. b): Pflegemanagement I. Studienbrief 5: Pflegemanagement als Gestaltungaufgabe: Pflegemanagementkonzepte und ihre Anforderungen. Studienbrief der Hamburger Fern-Hochschule.

Borsi, G. (o. J. c): Pflegemanatement I. Studienbrief 6: Pflegemanagement als Gestaltungsaufgabe: Transformation der Pflege und der Pflegeorganisation. Studienbrief der Hamburger Fern-Hochschule.

Brieskorn-Zinke, M. (2006): Gesundheitsförderung in der Pflege. 3. Aufl., Stuttgart: W. Kohlhammer.

Brieskorn-Zinke, M. (2006a): Das neue Präventionsgesetz. In: Die Schwester Der Pfleger (Nr. 45 3/06: 218 - 222).

Haberleitner, E.; Deistler, E.; Ungvari, R. (2008): Führen, Fördern, Coachen. So entwickeln Sie die Potentiale Ihrer Mitarbeiter. 10. Aufl., München: Piper.

Hellmann, W. (Hrsg.) (2007): Gesunde Mitarbeiter als Erfolgsfaktor. Ein neuer Weg zu mehr Qualität im Krankenhaus. Heidelberg: Economica.

---

[17] o. J. = ohne Jahr

Hoefert, H.(o. J.): Psychologie. Studienbrief 5: Allgemeine Grundlagen der Psychologie – Führungs- und Organisationspsychologie. Studienbrief der Hamburger Fern-Hochschule.

Kämmer, K. (Hrsg.) (2008): Pflegemanagement in Altenpflegeeinrichtungen. 5., überarbeitete und erweiterte Auflage, Hannover: Schlütersche.

Kelm, R. (2003): Personalmanagement in der Pflege. 1. Aufl., Stuttgart: W. Kohlhammer.

König, J. (2007): Was die PDL wissen muss. Das etwas andere Qualitätshandbuch in der Altenpflege. 3., vollständig überarbeitete Auflage, Hannover: Schlütersche.

Lieb, N. (2010): Pflegemanagement als Beruf. Anforderungen und Aufgaben leitender Pflegekräfte im Krankenhaus. 1. Aufl., Stuttgart: W. Kohlhammer.

Malorny, C.; Langner, M. (2007): Moderationstechniken. Werkzeuge für die Teamarbeit. 3. Aufl., München: Hanser.

Müller, H. (2008): Arbeitsorganisation in der Altenpflege. Ein Beitrag zur Qualitätsentwicklung und Qualitätssicherung. 3., aktualisierte und erweiterte Auflage, Hannover: Schlütersche.

Niermeyer, R.; Postall, N. (2008): Führen. Die erfolgreichsten Instrumente und Techniken. 2. Aufl., München: Haufe.

Rathje, E. (2003): Personalführung im Krankenhaus. 1. Aufl., Stuttgart: W. Kohlhammer.

Stresow, Y. (2011): Work-Life-Balance: Berufs- und Privatleben im Einklang. In: Die Schwester Der Pfleger (Nr. 50 01/11: 80 – 81).

Waller, H.: Gesundheitswissenschaft. Studienbrief 3: Gesundheitsrisiken und ihre drei Dimensionen. Studienbrief der Hamburger Fern-Hochschule.

Waller, H.: Gesundheitswissenschaft. Studienbrief 6: Handlungsmethoden (1) – Gesundheitsförderung. Studienbrief der Hamburger Fern-Hochschule.

Wallrafen-Dreisow, H. (2011): Schritt für Schritt zum Age- Management. Herausforderung demografischer Wandel. In: Die Schwester Der Pfleger (Nr. 50 02/11: 164 - 166).

Internetadressen

Brinker, T.; Schumacher, E. (2003): Tutorenqualifikation – Moderation in Tutorien. Online in Internet: „URL: http://www.dimdi.de/dynamic/de/klassi/diagnosen/icd10/htmlamtl2006/fr-icd.htm [Stand: 09.01.2011]".

Deutscher Berufsverband für Pflegeberufe e.V. (2008): Drohender Nachwuchsmangel: Arbeitsbedingungen in der Pflege unattraktiv für Schulabgänger. Online in Internet: „URL: http://www.dbfk.de/pressemitteilungen/wPages/index.php?action=showArticle&article= Artikel-neu.php&navid= [Stand: 11.02.2011]".

Deutsches Institut für Medizinische Dokumentation und Information: Kode-Suche in ICD-10- WHO Version 2006. Online in Internet: „URL: http://www.dimdi.de/dynamic/de/klassi/diagnosen/icd10/htmlamtl2006/fr-icd.htm [Stand: 09.01.2011]".

Maas, P. (1998): Moderation im Team. Online in Internet: „URL: http://www.maas-training.de/gif/doku_5.pdf [Stand: 11.01.2011]".

Munzinger Online/Brockhaus - Enzyklopädie in 30 Bänden. 21., völlig neu bearbeitete Auflage. Online in Internet: „URL: http://www.munzinger.de/search/document?index=mol-12&id=12008002510&type=text/html&query.key=s1Sa3myk&template=/publikationen/b rockhaus/document.jsp [Stand: 05.01.2011]".

Wetter-Schwegler, C. (2001): Die Geschichte der Moderation. In: NeulandMAGAZIN (Frühling 2001: 3). Online in Internet: „URL: http://www.neuland.ch/daten_magazin/Praxis_17.pdf [Stand: 09.01.2011]".

Abbildungsverzeichnis